L'HYPNOTISME

ET LA

SUGGESTION

CONFÉRENCE

Faite à Reims le 11 Février 1887

Par le Docteur Gilbert BALLET

Professeur agrégé à la Faculté de Médecine de Paris
Médecin des Hôpitaux

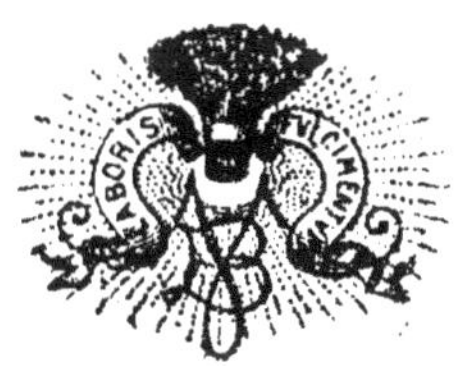

REIMS

MATOT-BRAINE, IMPRIMEUR-LIBRAIRE-ÉDITEUR

Henri MATOT, Fils et Successeur

6, Rue du Cadran-Saint-Pierre, 6

—

1887

Extrait de l'*Union Médicale et Scientifique du Nord-Est*

L'HYPNOTISME

ET LA

SUGGESTION

Conférence faite à Reims le 11 Février 1887

Par le Docteur Gilbert BALLET,

Professeur agrégé à la Faculté de Médecine de Paris,

Médecin des Hôpitaux.

Messieurs,

Je dois vous entretenir ce soir, vous le savez, de l'*hypnotisme* et de la *suggestion*. Ce sujet a, dans ces dernières années, vivement préoccupé les médecins et les savants. Il a même franchi le cercle où se limitent d'ordinaire les questions scientifiques, et a piqué la curiosité du grand public. C'est là sans doute la raison pour laquelle les zélés et distingués organisateurs de ces conférences m'ont fait l'honneur de m'inviter à venir, ce soir, vous parler de l'hypnose.

Il y a trente ans et même moins, je ne pense pas qu'un médecin soucieux de sa réputation, quelque modeste qu'il fut, eût osé dans une conférence publique aborder un pareil sujet. L'hypnotisme, ou plutôt le magnétisme animal, comme on disait alors, jouissait en effet d'un universel discrédit.

Mais les choses ont bien changé depuis. Les phénomènes du sommeil provoqué ont aujourd'hui leur place dans la science qu'on appelle quelquefois dédaigneusement la science officielle, qui est plutôt la science réservée, prudente, positive, la science en un mot. L'hypnotisme a fait, il y a deux ans, son entrée à l'Institut par une importante communication (1), et il a reçu en quelque sorte sa consécration et acquis ses lettres de noblesse scientifique lorsqu'il y a moins d'un an, il a été proposé comme sujet de thèse, au concours de l'agrégation à la Faculté de médecine de Paris (2).

Pourquoi, il y a trente ans, l'hypnotisme était-il ainsi nié par quelques-uns, dédaigné par la plupart, finalement discrédité auprès de tous? Par suite de quelles circonstances est-il devenu un sujet tout d'actualité, digne de forcer l'attention des savants les plus exigeants en matière de démonstration? Voilà ce que je dois tout d'abord vous dire d'un mot.

Pendant de longues années l'hypnotisme a été moins étudié qu'exploité par des charlatans, dont quelques-uns, comme Mesmer, ne manquaient d'ailleurs ni de talent, ni de prestige. Ou bien il a servi de thème aux rêveries d'esprits épris du merveilleux, comme de Puységur, et qui se préoccupaient moins d'analyser soigneusement les phénomènes que d'en donner une interprétation presque toujours fantaisiste.

Vainement des observateurs consciencieux, comme Braid (de Manchester), s'étaient efforcés de montrer que du chaos confus des faits imaginaires et des hypothèses, on pouvait isoler quelques phénomènes simples et vrais. Ils n'avaient pu vaincre ni l'indifférence des uns, ni la défiance des autres.

Que fallait-il donc pour réussir là où Braid avait échoué? Il fallait d'abord que quelqu'un, en possession d'une autorité scientifique indiscutée, se décidât résolument à entreprendre l'étude de l'hypnotisme; il fallait en outre aborder le sujet de la bonne façon. L'hypnotisme avait été discrédité par les charlatans et les amis du merveilleux : pour aboutir à des données précises, il fallait prendre le contre-pied de ces derniers.

Le charlatan cherche à *étonner*, aussi s'attache-t-il de préférence aux faits complexes. Le savant prétend, lui, *démontrer*

(1) Communication à l'Institut de M. le professeur Charcot sur les divers états hypnotiques.

(2) Barth, *Du Sommeil non naturel.*

et *expliquer*. Il doit pour cela recourir aux faits simples, s'arrêter d'abord à ceux qui sont pour ainsi dire les plus grossiers, les plus aisément constatables, les plus propres à entraîner la conviction. Il ne doit passer à l'étude des faits plus compliqués, que lorsque les premiers ont été mis hors de doute. La méthode n'est à coup sûr pas nouvelle; c'est celle qui a été, il y a deux siècles, préconisée par Descartes, lorsqu'il recommandait « de conduire par ordre ses pensées, en commençant par les objets les plus simples et les plus aisés à connaître, pour monter peu à peu, comme par degrés, jusques à la connaissance des plus composés ». Mais pour ancienne qu'elle fut, cette méthode n'avait pas été appliquée à l'étude de l'hypnotisme. Et le mérite revient à coup sûr à M. le professeur Charcot d'avoir compris et montré qu'en la matière plus qu'en toute autre, il était nécessaire de suivre rigoureusement le précepte formulé par l'immortel auteur du *Discours sur la Méthode*.

Je m'efforcerai moi-même aujourd'hui de me conformer à ce précepte qui, s'il est un guide sûr dans la recherche, est aussi le meilleur des auxiliaires dans l'exposé des phénomènes du sommeil provoqué.

Je vise plus, je dois le dire, à une conférence démonstrative qu'à une conférence amusante. Le temps est en effet passé où l'hypnotisme pouvait être considéré comme une récréation de société. Ce sujet doit être plus qu'aucun autre envisagé avec la sévérité, j'allais dire l'austérité, qui convient à toute étude scientifique.

Je me trouve vraisemblablement ici en présence de deux catégories d'auditeurs, des *sceptiques* qui ne croient guère aux phénomènes de l'hypnose et de la suggestion, des enthousiastes trop prompts à tout accepter. J'avoue préférer les sceptiques; on s'entend toujours avec eux, quand on a à produire des faits aisément démontrables. Quant aux enthousiastes, s'il s'en trouve, je m'efforcerai ce soir, je dois l'avouer, de tempérer leur zèle et de refroidir leur ardeur.

Qu'est-ce que l'hypnotisme? C'est un sommeil artificiel, qu'on détermine par des procédés divers, avec plus ou moins de facilité suivant la prédisposition individuelle des sujets, et qui se caractérise par des phénomènes spéciaux, dont quelques-uns, je m'attacherai à le prouver, présentent plus d'une analogie avec certains des phénomènes du sommeil normal.

Comment provoque-t-on le sommeil hypnotique? Comment le fait-on cesser? Quels sont les phénomènes qui le caractérisent? Quelle est la portée de quelques-uns de ces phénomènes au point de vue de la criminalité? Quel parti peut-on tirer de l'hypnotisme dans le traitement de certaines affections? Quels sont enfin les inconvénients et les dangers du sommeil provoqué (car il a, je vous le montrerai, ses inconvénients et ses dangers), telles sont les questions que je voudrais passer successivement et brièvement en revue.

I

Comment on détermine l'hypnotisme; comment on la fait cesser.

On provoque le sommeil hypnotique par deux ordres de procédés : au moyen soit d'excitations sensorielles faibles et prolongées, soit d'excitations brusques et fortes.

1° Les excitations faibles et prolongées sont celles qu'on emploie de préférence, et entre toutes on choisit d'ordinaire, les excitations du sens de la *vue*. Le procédé le plus communément usité est celui qui consiste à inviter le sujet à regarder fixement pendant un certain temps les yeux de l'opérateur, c'est le procédé dont se servaient Mesmer et de Puységur. Ou bien, comme le faisait Braid, on place devant les yeux du sujet, un objet, de préférence un objet brillant, qu'on rapproche insensiblement de la racine du nez. On amène ainsi les yeux du patient vers la convergence. Qu'on ait recours au procédé de Mesmer ou à celui de Braid, le sommeil s'obtient plus ou moins vite, suivant la susceptibilité du sujet, quelquefois en quinze ou vingt minutes seulement, d'autrefois, chez les individus très sensibles, en quatre ou cinq secondes. — L'hypnotisation par excitation prolongée du sens de la vue se produit quelquefois en dehors de l'intervention de tout opérateur. Certains sujets s'hypnotisent eux-mêmes en regardant un miroir, en lisant, en fixant leur ouvrage d'aiguille.

Il existe en Egypte une secte très ancienne, celle du *Mandeb*, dont les membres s'endorment en regardant fixement une assiette blanche, au fond de laquelle est peinte une inscription cabalistique entourée de deux triangles croisés. Les *Fakirs* de l'Inde s'hypnotisent par la fixation prolongée d'un point dans l'espace. Les moines grecs du mont Athos se plongeaient dans l'extase par la contemplation ininterrompue de leur nombril.

Les excitations du sens de *l'ouïe* ont les mêmes effets que celles de la vue. Vous savez avec quelle facilité ces excitations amènent le sommeil normal; les enfants s'endorment au chant de leurs nourrices, les grandes personnes en entendant réciter des oraisons, ou en écoutant la parole monotone de certains orateurs. Puissé-je n'en pas faire, ce soir, la pénible expérience. Or, le sommeil artificiel peut être comme le sommeil physiologique, déterminé par la monotonie prolongée d'une impression auditive. Heidenhain a plusieurs fois provoqué l'hypnose par le simple tic-tac de la montre. Sur la photographie dont je mets la projection sous vos yeux, vous voyez une jeune personne qui s'endort au bruit d'un diapason vibrant à son oreille.

Chez quelques sujets très susceptibles, les impressions *olfactives* ont une action analogue aux impressions monotones et prolongées de la vue ou de l'ouïe. Il suffit alors pour déterminer le sommeil de faire sentir pendant quelques instants un flacon d'eau de Cologne, une rose ou un bouquet de violettes.

Les sensations tactiles elles-mêmes ne sont pas sans influence. Les passes des magnétiseurs n'agissent pas autrement que par le procédé de l'excitation faible et prolongée de la sensibilité cutanée. Chez certains sujets, comme l'a montré M. Pitres, il existe sur divers points du corps des zônes plus ou moins étendues, véritables *zônes hypnogènes*, dont le simple frôlement provoque le sommeil avec la plus grande facilité.

2° Je vous ai dit qu'avec des excitations fortes et brusques on pouvait obtenir les mêmes résultats qu'avec des excitations faibles et prolongées.

En faisant arriver aux yeux de certains sujets un jet d'une lumière vive, comme la lumière du magnésium ou la lumière électrique, on plonge instantanément ces sujets dans l'état cataleptique.

Il en est de même si l'on produit près de leur oreille un bruit violent : un coup de sifflet, la résonnance d'un gong chinois, d'une cimbale figent, pour ainsi dire, le sujet sur place. Une hystérique de la Salpétrière se rend, un jour de sortie, au concert du Châtelet. Elle s'assied, heureuse de se divertir au son de la musique. Mais dès les premières mesures retentit un coup de grosse caisse qui hypnotise instantanément la malade, au grand ébahissement de ses voisins. Une autre qui dérobait volontiers, au laboratoire de la Salpétrière, des objets de mince valeur, ouvre un tiroir renfermant des photographies. Profitant de ce qu'elle est seule, elle s'apprête à en prendre quelques-unes. Mais tout à coup le gong résonne par hasard dans la salle à côté. L'hystérique est aussitôt hypnotisée et, à son réveil, elle n'est pas peu mortifiée d'avoir été surprise la main non dans le sac, mais dans le tiroir.

3° On peut, chez quelques personnes, provoquer l'hypnose, sans le secours d'excitations sensorielles, par un simple effet d'imagination, en éveillant chez ces personnes la conviction qu'elles doivent dormir. L'abbé Faria en 1815, a montré l'efficacité de ce procédé d'hypnose par suggestion, que M. Bernheim (de Nancy) a depuis souvent employé.

Le fait explique pourquoi certains sujets s'hypnotisent lorsqu'on leur fait toucher un objet (bouton de porte, coin de cheminée, etc.), qu'on leur dit avoir été magnétisé. L'arbre magnétique de M. de Puységur est trop connu pour que je m'arrête à en parler. Il n'est pas douteux que bien des personnes s'endormaient en touchant cet arbre. Mais l'influence dite magnétique n'y était à coup sûr pour rien.

Les détails dans lesquels je viens d'entrer, suffisent à vous démontrer, je pense, que, dans la détermination de l'hypnose, la personnalité du magnétiseur ne joue aucun rôle. Du moins il ne saurait être question d'un fluide imaginaire, auquel on se plaisait à croire autrefois, et qui, se dégageant de l'hypnotiseur, irait influencer l'hypnotisé. Ce sont là contes d'un autre âge. Si tel hypnotiseur réussit plus aisément que tel autre à produire le sommeil, c'est ou bien parce qu'il a une plus grande habitude de le faire, ou bien parce que le sujet se laisse plus vivement impressionner par lui. Mais de vertu, de propriété magnétique spéciale, il ne saurait être ici question.

Toute personne est-elle hypnotisable ? Non, à coup sûr. Tous les observateurs s'accordent à reconnaître qu'il y a des sujets réfractaires. Mais quelle est la proportion de ces réfractaires ? Sur ce point, les auteurs sont loin de s'entendre. Tandis que MM. Bernheim et Liébault admettent qu'il y a quatre-vingt-quinze sujets hypnotisables sur cent, M. Seppili n'en trouve pas plus de dix. Le contraste entre ces chiffres suffit à établir combien il est difficile de dresser une statistique en la matière. Les écarts considérables tiennent vraisemblablement aux milieux différents auxquels les divers observateurs se sont adressés.

Il faut savoir, d'ailleurs, qu'on peut, par la répétition des tentatives, arriver à éduquer les sujets, à endormir des individus tout d'abord réfractaires et surtout à développer chez ceux qu'on a plusieurs fois endormis, l'aptitude à être plus aisément et plus complètement hypnotisés.

Comment fait-on cesser le sommeil hypnotique ? Il suffit en général de souffler sur le visage, de projeter un peu d'eau froide à la figure. On peut encore provoquer le réveil par impression psychique, en disant au sujet : « Réveillez-vous ». La technique, vous le voyez, est ici des plus simples.

II

Des divers états hypnotiques. — Léthargie. — Catalepsie. Somnambulisme

Nous savons par quels procédés on fait tomber les sujets en hypnotisme, par quels procédés on les en fait sortir. Nous avons maintenant à étudier les caractères de cet état et à passer en revue les principaux phénomènes qui le constituent.

Lorsqu'un naturaliste se propose de déterminer les attributs distinctifs d'une famille végétale ou animale, il s'adresse de préférence aux individus de cette famille qui réunissent en eux tous les grands caractères spécifiques de la famille. Il ne s'attache pas aux individualités ternes, aux êtres abâtardis chez lesquels se sont atténués ou effacés quelques-uns des traits caractéristiques de la race. Ainsi doit faire le nosographe en matière d'hypnotisme. Nous laisserons donc de côté les formes frustes et indécises de l'hypnose pour nous arrêter aux plus typiques. Ces dernières constituent ce qu'on a appelé le « grand hypnotisme », celui qu'on rencontre dans toute sa fleuraison chez les hystériques.

Lorsqu'on a hypnotisé une de ces malades, on constate des symptômes différents suivant les conditions dans lesquelles on s'est placé. M. le professeur Charcot a montré, en effet, que l'état hypnotique n'est pas un, mais qu'il se décompose en trois états secondaires au moins. Ces trois états sont l'état *léthargique*, l'état *cataleptique* et l'état *somnambulique*. Passons en revue les caractères principaux de chacun de ces états.

1° *État léthargique.* — Lorsqu'on soumet pendant quelque temps, un sujet à l'une de ces impressions monotones et prolongées dont j'ai précédemment parlé, bientôt les yeux se ferment, un léger bruit guttural se fait entendre, les membres tombent flasques : le malade est en léthargie.

Dans cet état, les yeux sont clos ; les membres soulevés ne conservent pas l'attitude qu'on leur imprime, ils obéissent au contraire passivement à l'action de la pesanteur. Retenez ces deux caractères qui, vous allez le voir, n'appartiennent pas à l'état cataleptique.

Enfin il existe dans la léthargie, et seulement dans la léthargie, une aptitude particulière des muscles à se contracter, soit qu'on les excite directement à travers la peau, soit qu'on comprime les nerfs qui se rendent à ces muscles. Cette aptitude a été désignée par MM. Charcot et Richer, sous le nom d'*hyperexcitabilité neuro-musculaire.* Sur la projection que je fais passer sous vos yeux, vous pouvez vous rendre bien compte du phénomène. Chez ce premier sujet, on vient d'exciter les muscles de l'avant-bras et vous voyez que la main s'est aussitôt placée dans la flexion forcée. Chez cet autre, on comprime au coude le tronc du nerf cubital qui, à ce niveau, est situé superficiellement. Vous constatez que la main prend une attitude particulière : le pouce, l'index, le médius sont étendus, tandis que l'auriculaire et le petit doigt sont fortement fléchis. Ainsi est réalisée ce qu'on appelle la *griffe cubitale*. Cette griffe résulte, comme la physiologie l'enseigne, de la contraction de tous les muscles innervés, par le nerf cubital comprimé.

Je n'ai pas besoin d'observer que chez un sujet à l'état de veille (chacun de vous peut le vérifier sur lui-même), la compression de ce nerf ne détermine aucune contraction musculaire.

Jetez enfin les yeux sur cette troisième photographie. Vous voyez qu'il suffit de toucher les muscles de la face avec l'extrémité d'un crayon pour que la physionomie revête l'expression de la joie, de la colère, du dédain. Sur l'homme sain, le contact des muscles serait sans effet. Il faudrait pour obtenir des contractions analogues à celles que l'excitation simple détermine dans la léthargie, recourir à l'excitation électrique. Mais vous pouvez juger, d'après cette planche empruntée à Duchenne de Boulogne, de la parfaite identité des résultats obtenus par l'excitation électrique des muscles du visage à l'état de veille, et par la simple excitation mécanique durant le sommeil léthargique.

2° *Etat cataleptique*. — Si l'on ouvre les yeux à un sujet en léthargie, c'est-à-dire si l'on fait arriver au cerveau l'impression de la lumière, la situation se modifie aussitôt. L'hypnotisé passe de la léthargie à la catalepsie.

Les caractères de l'état cataleptique sont les suivants : les yeux sont ouverts ; les membres ne retombent plus, comme précédemment, lorsqu'on les soulève, mais ils conservent l'attitude qu'on leur imprime ; enfin, caractère négatif d'une grande importance, il n'y a plus d'hyperexcitabilité musculaire ; vous pouvez maintenant comprimer les nerfs, malaxer les muscles impunément, sans déterminer aucune des contractions qui se produisaient si facilement tout à l'heure.

Pour vous faire saisir mieux encore le contraste frappant qui existe entre les deux états léthargique et cataleptique, je fais passer sous vos yeux la photographie d'une malade chez laquelle on a produit la léthargie du côté droit du corps, la catalepsie du côté gauche. Il a suffi pour cela d'ouvrir l'œil gauche seul, le droit restant fermé, or vous voyez qu'à droite l'hyperexcitabilité musculaire est des plus nettes ; à gauche elle n'existe pas. Mais en revanche les membres soulevés conservent l'attitude qu'on leur a imprimée.

3° *Etat somnambulique.* — Il me reste à vous signaler un troisième état, l'état somnambulique. Il suffit pour l'obtenir, de frotter légèrement avec l'extrémité des doigts le sommet de la tête d'un sujet en léthargie. Alors les caractères du sommeil léthargique font immédiatement place à ceux du sommeil somnambulique. C'est par hasard, je n'ai pas besoin de le dire, et sans qu'il fut possible de prévoir un pareil résultat, qu'on est arrivé à découvrir les effets consécutifs au frôlement du vertex chez les individus en léthargie.

L'état de somnambulisme se caractérise de la façon que voici : les paupières sont abaissées comme dans la léthargie, les membres ne conservent pas, comme dans la catalepsie, les attitudes qu'on leur imprime, mais ils ne retombent pas lourdement comme dans la léthargie. L'excitation directe des muscles ou des nerfs est sans résultat : en un mot, il n'y a pas d'hyperexcitabilité neuro-musculaire. En revanche, on constate l'hyperexcitabilité cutanéo-musculaire : le muscle qui ne réagit plus si on le malaxe ou si on le comprime, se contracte si avec la main on frôle sans la toucher, la peau qui le recouvre. Il suffit dès lors pour que des groupes entiers de muscles se contractent d'exercer sur les régions cutanées correspondantes un léger frôlement.

Je reviendrai dans un instant sur quelques autres caractères de cet état, mais je tenais à mettre tout d'abord en parallèle les trois formes les mieux connues du sommeil provoqué, et à vous faire saisir leurs traits distinctifs principaux.

Avant d'aller plus loin, permettez-moi de faire ressortir l'importance et l'intérêt des symptômes sur lesquels, à propos de chaque état, je viens d'appeler votre attention.

La première préoccupation du médecin qui étudie les phénomènes de l'hypnotisme, doit-être de s'entourer de moyens de contrôle, afin de se mettre à l'abri de la supercherie et de déjouer la simulation si elle se produisait. Plusieurs des manifestations dont je vous entretiendrai dans un instant, peuvent en effet, être simulées dans une certaine mesure. Dès lors, quelle certitude aurait-on de leur réalité, si l'on se contentait d'observer ces dernières sans attacher aux symptômes sur lesquels je me suis précédemment arrêté, l'importance qu'ils méritent? Notez en effet que le simulateur le plus habile est ici dans l'impossibilité de tromper. Je vous ai montré que dans la léthargie il suffisait de toucher un muscle pour qu'aussitôt celui-ci entrât en contraction, que si l'on comprimait un nerf, immédiatement tous les muscles desservis par ce nerf, se contractaient. Les choses se passent ici avec la régularité que comportent les notions acquises sur le rôle physiologique des nerfs et des muscles. Or, pour qu'un simulateur pût imiter avec précision les phénomènes qui doivent se réaliser dans l'état léthargique, il faudrait, vous le concevez, qu'il connût la physiologie des muscles et des nerfs, comme un anatomiste de profession, hypothèse évidemment invraisemblable.

J'ai connu un simulateur remarquable qui avait obtenu à plusieurs reprises, de diverses compagnies de chemins de fer, d'assez fortes indemnités pour des traumatismes, d'ailleurs parfaitement imaginaires. Il imitait avec une réelle habileté les accès convulsifs de l'épilepsie, qui sont pourtant d'une simulation difficile. Il avait aussi la prétention de pouvoir simuler le sommeil hypnotique, qu'il avait, nous disait-il, « beaucoup étudié ». Mais ici il n'arrivait qu'à une imitation grossière, et la fraude sautait aux yeux, d'emblée, par suite de l'impossibilité où était cet homme de reproduire, avec quelque apparence d'exactitude, les phénomènes dus à l'hyperexcitabilité neuro-musculaire.

Je vous ai montré d'autre part, que dans l'état cataleptique, les membres conservent les attitudes qu'on leur imprime. Un sujet vigoureux peut, à l'état de veille, imiter cette faculté des cataleptiques, et maintenir par exemple le bras tendu dans la situation horizontale, pendant un temps relativement long. Mais tandis que chez le sujet endormi, la chose se fait sans effort, tandis que la respiration reste calme et normale, chez l'homme éveillé, la simulation se traduit par une accélération remarquable des mouvements respiratoires, comme on peut aisément s'en assurer à l'aide de procédés précis dans le détail desquels je ne puis entrer ici.

Vous voyez par ces exemples que lorsqu'on aura, sur un sujet qu'on croit endormi, constaté les signes objectifs des divers états que je me suis attaché à vous décrire, on aura la certitude absolue que le sujet est réellement dans le sommeil hypnotique. Tous les phénomènes dont je vous parlerai dans la suite, ont été observés dans de semblables conditions. C'est assez dire que leur réalité ne saurait être mise en doute.

Je veux appeler, tout d'abord, votre attention sur quelques particularités des différents états hypnotiques.

Une première assez curieuse, qui s'observe dans les trois états, c'est l'*analgésie :* les sujets hypnotisés ont perdu la sensibilité à la douleur ; on peut impunément les piquer, les pincer sans qu'ils accusent la moindre sensation pénible. Les charlatans tirent volontiers parti de cette insensibilité, qui leur sert pour la mise en scène. Les chirurgiens dans un but plus louable, l'ont mise quelquefois à profit pour éviter aux patients les souffrances, durant certaines opérations. L'analgésie des hypnotiques est un fait intéressant, mais qui ne saurait nous étonner. On la rencontre assez fréquemment dans d'autres circonstances. Elle existe notamment dans le sommeil alcoolique profond ; communément on l'observe, à l'état de veille, chez les hystériques.

Je désire m'arrêter maintenant sur quelques phénomènes spéciaux soit à la catalepsie soit au somnambulisme.

Dans l'état cataleptique on constate un fait très remarquable, c'est l'*automatisme*. Voyons en quoi il consiste. Le cataleptique peut être assimilé à un individu chez lequel le cerveau, c'est-à-dire l'organe de l'idéation aurait été supprimé. La moelle épinière seule continue à fonctionner : elle paraît même fonctionner avec une activité insolite, n'étant plus guidée et réfrénée par le cerveau qui sommeille. Or c'est dans la moelle que se font les associations des mouvements dont l'ensemble concourt à la réalisation de certains actes compliqués. Un exemple vous permettra de mieux comprendre les choses.

Lorsque nous éprouvons un sentiment de terreur nous avons coutume de traduire ce sentiment par une certaine expression de la physionomie associée à une certaine attitude des membres. C'est le cerveau qui perçoit le sentiment, mais c'est la moelle qui exécute et associe l'une à l'autre l'attitude des membres et l'expression du visage. Or cette attitude et cette expression sont si indissolublement unies par l'habitude, que le cerveau étant supprimé par le sommeil cataleptique, il suffira de placer artificiellement les membres dans l'attitude de la terreur, pour qu'immédiatement le visage revête l'expression correspondante. Vous pouvez constater la chose sur cette photographie : elle représente une malade en état cataleptique ; on a placé les mains dans l'attitude qui traduit d'ordinaire l'effroi ; vous voyez que les muscles de la face se contractent violemment, comme si l'hypnotisée (qui d'ailleurs ne ressent rien, car son cerveau est annulé), éprouvait en réalité une vive terreur. C'est par un mécanisme analogue que chez cette autre personne, le visage prend un aspect souriant, au moment où l'on approche la main des lèvres, dans l'attitude du baiser.

Je pourrais multiplier à l'infini ces exemples d'automatisme cataleptique. Laissez-moi vous en citer deux autres d'un ordre un peu plus compliqué. L'on plonge dans une cuvette où se trouve un morceau de savon les mains d'un sujet hypnotisé, immédiatement le sujet se savonne les mains et il continue à le faire automatiquement pendant un quart d'heure, une demi-heure, une heure, jusqu'au moment où on l'arrête. Je fléchis la jambe sur la cuisse, dans l'attitude que prend le membre inférieur lorsqu'on monte un escalier ; aussitôt le sujet se cramponne aux objets environnants et s'efforce de grimper le long du mur. Que s'est-il passé dans ces deux cas ? le contact du morceau de savon et de la cuvette, dans le premier, l'attitude imprimée à la jambe dans le second, ont réveillé instantanément le souvenir (j'entends le souvenir médullaire, car il y a une mémoire de la moelle, comme il y a une mémoire du cerveau), ont réveillé, dis-je, le souvenir des mouvements associés qui réalisent dans un cas l'acte de se laver, dans l'autre celui de grimper. Aussitôt la moelle s'est mise à fonctionner avec d'autant plus d'activité que le cerveau endormi n'est plus là pour la dominer.

J'arrive à l'état somnambulique, quelques-unes des particularités de cet état méritent de nous arrêter un instant.

Je vous ai indiqué que dans le somnambulisme il existe une hyperexcitabilité cutanéo-musculaire très accusée. Il suffit, à la faveur de cette hyperexcitabilité, de frôler la peau d'une région, pour provoquer la contracture des muscles de cette région. Or, voici une expérience, étonnante au premier abord, que les charlatans se plaisent à réaliser et qui s'explique, comme beaucoup d'autres que je pourrais rapporter, par l'hyperexcitabilité cutanéo-musculaire. On vient de frôler le dos d'une somnambule, aussitôt le corps s'infléchit en arrière, en forme d'arc de cercle ; cette attitude présente une résistance telle qu'on peut faire reposer le sujet sur le dossier de deux chaises éloignées l'une de l'autre, en appliquant sur l'une l'occiput, sur l'autre les talons du sujet. Si celui-ci est capable de conserver une position qui, à l'état de veille, nécessiterait un effort impossible, il le doit à la contracture des muscles du dos produite par le frôlement.

Dans le somnambulisme, il existe une remarquable hyperacuité des sens. La vue, l'ouïe, le toucher, ont acquis une puissance et une finesse dont on se fait difficilement idée. Des sensations tactiles comme celle produite par un souffle léger dirigé sur la main, qui à l'état de veille sont difficilement perçues à quelques centimètres, peuvent être ressenties à dix et quinze mètres de distance. N'oubliez pas, le fait est curieux et vaut la peine d'être remarqué, que cette exagération de la sensibilité au contact coïncide avec une perte, d'ordinaire complète, de la sensibilité à la douleur. Si je vous signale cette hyperacuité des sens, c'est qu'elle me paraît de nature à expliquer certaines expériences dans lesquelles on a cru voir la démonstration d'un fait encore hypothétique. Je fais allusion à la transmission de la pensée à distance sans l'intermédiaire des agents physiques (vibrations lumineuses ou sonores) qui servent, dans les conditions habituelles, à cette transmission. Avant d'affirmer qu'un sujet a pu deviner la pensée de l'expérimentateur sans le voir ou l'entendre, il faudrait être bien certain qu'on a tenu dans l'expérience tout le compte qu'on doit tenir, de cette singulière hyperacuité sensorielle des somnambules. Or, il ne me semble pas qu'on s'en soit suffisamment préoccupé.

L'hyperacuité des sens coïncide chez les sujets en état somnambulique, avec une vivacité remarquable de la mémoire. Bien des souvenirs, qui durant la veille, restent latents et ne peuvent être évoqués, reparaissent dans le somnambulisme. Le phénomène n'a rien qui puisse nous surprendre. Il se retrouve, à un moindre degré il est vrai, dans le sommeil normal. N'est-il pas arrivé à chacun de nous, pendant le rêve, de se rappeler des incidents anciens, dont le souvenir s'était depuis longtemps effacé? Cette fraîcheur nouvelle et toute transitoire de la mémoire des somnambules permet d'expliquer naturellement certains faits merveilleux en apparence. Une malade de la Salpêtrière est mise en présence d'un médecin qu'elle affirme ne pas connaître et n'avoir jamais vu. Endormie, elle désigne, sans trop d'hésitation, le médecin par son nom. On eût pu s'arrêter là dans l'expérience et y voir la preuve d'une sorte de faculté de divination. Enquête faite, on reconnut que les choses étaient plus simples. Le médecin en question dirigeait, depuis nombreuses années, un service à l'hospice des enfants assistés. Or la malade hypnotisée avait dans son jeune âge passé plusieurs semaines dans cet hospice. Il avait suffi de la plonger en somnambulisme pour qu'un souvenir éteint se ravivât, celui du nom et de la figure du médecin qui l'avait autrefois soignée. — De semblables retours de la mémoire s'observent d'ailleurs en dehors de l'hypnotisme. On a souvent cité le cas de cette jeune fille de vingt ans, très ignorante et ne sachant même pas lire, qui au cours d'une fièvre typhoïde se mit à réciter d'assez longs morceaux de latin, de grec et d'hébreu rabbinique. On sut plus tard qu'à l'âge de neuf ans elle avait été recueillie par son oncle, pasteur fort instruit, qui avait maintes fois lu ces morceaux devant elle. Le trouble cérébral occasionné par la maladie, avait ici produit une hypermnésie d'un moment, analogue à celle qu'on observe dans l'état somnambulique.

J'arrive à l'étude de la suggestion.

III

De la suggestion

A) *La suggestion pendant le sommeil hypnotique.* — Le cerveau d'une cataleptique ou d'une somnambule peut être comparé à celui de la fameuse statue de Condillac. Il ne voit, n'entend, ne pense, ni ne veut. Bref, il dort. Mais dans ce cerveau nous pouvons faire pénétrer une à une, ou plutôt l'une après l'autre diverses impressions et diverses idées dont il deviendra le jouet inconscient.

Voyons tout d'abord les faits, nous chercherons ensuite à les interpréter.

Pour pénétrer jusqu'à ce cerveau qui sommeille, nous avons des portes d'entrée multiples. Les cinq sens constituent autant de voies par lesquelles il nous est possible d'éveiller une idée ou de suggérer une sensation. Pour simplifier les choses, utilisons une seule de ces voies, celle qui s'ouvre d'ailleurs le plus commodément, la voie de l'ouïe. Nous allons parler à l'hypnotisée, et notre parole gagnant les circonvolutions cérébrales, par l'intermédiaire du conduit auditif, ira impressionner ces circonvolutions endormies.

Par ce procédé, il va nous être facile d'éveiller les hallucinations et les illusions les plus variées, hallucinations et illusions de la vue, de l'ouïe, du goût, de l'odorat, gaies ou tristes, agréables ou terrifiantes. A cette cataleptique dont voici la photographie, on a dit : « Regardez, voyez un ange. » Remarquez l'aspect souriant et heureux de sa physionomie. C'est que l'ange elle le voit en effet, elle s'avance vers lui, elle lui parle, tout à l'heure elle va se prosterner à ses pieds. Bien différente est cette autre à laquelle nous montrons un serpent. Elle recule d'horreur. Son visage exprime l'effroi. Le serpent s'approche et va la mordre. Nous allons être obligé de suspendre l'hallucination, sans quoi nous verrions probablement se produire une attaque d'hystérie. Celle-ci n'est pas moins effrayée, elle ne voit rien, mais elle entend le rugissement d'un lion imaginaire. En voici une autre dont au contraire la figure exprime la béatitude : nous l'avons par la pensée transportée au théâtre, et elle écoute, toute heureuse, un air de la *Dame Blanche*, pour lequel elle a une prédilection marquée. Il n'est pas besoin d'ajouter qu'on peut à l'infini varier la nature et l'objet de ces suggestions hallucinatoires, faire percevoir des odeurs suaves ou répugnantes, donner à déguster un repas délicieux. Il est facile de mettre les divers sens à contribution et l'expérimentateur peut donner libre cours à sa fantaisie.

Mais passons à des suggestions d'un autre ordre. Nous avons éveillé tout à l'heure des sensations. Nous allons maintenant agir sur le domaine de la motilité. Voici une jeune femme à laquelle on a persuadé qu'elle était atteinte d'une double contracture. Remarquez l'attitude en flexion forcée qu'ont aussitôt pris ses avant-bras. On pourrait avec une égale facilité déterminer une paralysie du membre supérieur par exemple, ou des deux membres inférieurs.

Je ne m'arrête pas, pour l'instant, aux impulsions irrésistibles dont j'aurai bientôt l'occasion de vous parler. Mais pour en finir avec les suggestions observées pendant le sommeil, je tiens à vous signaler une variété assez originale d'illusions suggérées, c'est le changement de la personnalité. Une jeune fille est hypnotisée, on lui dit tour à tour qu'elle est roi, gendarme, chien ; elle se laisse aisément convaincre et s'incarne sans hésitation dans ses nouveaux rôles. J'emprunte à M. Ch. Richet une expérience de cet ordre qui vaut la peine de vous être citée. Mme A..., respectable mère de famille, subit les métamorphoses suivantes :

1° En paysanne. — (Elle se frotte les yeux, s'étire) : « Quelle heure est-il ? Quatre heures du matin ! (Elle marche comme si elle faisait traîner ses sabots) : « Voyons, il faut que je me lève ! Allons à l'étable ! Hue ! la Rousse ! Allons tourne-toi. » (Elle fait semblant de traire une vache) : « Laisse-moi tranquille, Gros-Jean. Voyons, Gros-Jean, laisse-moi tranquille que je te dis! Quand j'aurai fini mon ouvrage. »

2° En actrice. — (Sa figure prend un aspect souriant, au lieu de l'air dur et ennuyé qu'elle avait tout à l'heure) : « Vous voyez bien ma jupe. Eh, bien ! c'est mon directeur qui l'a fait rallonger. Ils sont assommants ces directeurs. Moi, je trouve que plus la jupe est courte, mieux ça vaut. Il y en a toujours trop. Simple feuille de vigne, mon Dieu, c'est assez. Tu trouves aussi, n'est-ce pas, mon petit, qu'il n'y a pas besoin d'autre chose qu'une feuille de vigne? Regarde donc cette grande bringue de Lucie ; en a-t-elle des jambes, hein? Dis donc, mon petit, tu es bien timide avec les femmes ; tu as tort. Viens donc me voir quelques fois. »

3° En prêtre. — (Elle s'imagine être l'archevêque de Paris; sa figure prend un aspect très sérieux ; sa voix est d'une douceur mielleuse et traînante) : « Il faut pourtant que j'achève mon mandement. Ah! c'est vous, monsieur le grand-vicaire ! Que me voulez-vous? Je ne voudrais pas être dérangé... Oui, c'est aujourd'hui le 1er janvier, et il faut aller à la cathédrale... Toute cette foule est bien respectueuse, n'est-ce pas, monsieur le grand-vicaire? Il y a beaucoup de religion dans le peuple, quoiqu'on fasse. Ah! un enfant! qu'il approche, je vais le bénir. Bien, mon enfant! »

Les faits que je viens de vous signaler peuvent, au premier abord, paraître merveilleux. Cependant nous en avons tous constatés sur nous-mêmes d'analogues sinon d'identiques. Ces faits ressemblent en effet, sous plus d'un rapport, à certains phénomènes du rêve pendant le sommeil normal. A qui de nous n'est-il pas arrivé d'avoir en rêvant des hallucinations les plus variées? N'avons-nous pas éprouvé même en maintes circonstances l'illusion du changement de notre personnalité? Que chacun d'entre vous fasse appel à ses souvenirs et il se convaincra qu'il y a de très grandes analogies entre les suggestions du sommeil hypnotique et les rêveries du sommeil normal. Ces analogies ne nous donnent certes pas la clef du mécanisme des suggestions, mais elles suffisent tout au moins à prouver que ces dernières n'appartiennent pas plus que les songes au domaine du merveilleux. D'ailleurs, les suggestions hypnotiques sont susceptibles d'interprétation. Lorsque nous sommes éveillés, c'est en vain qu'on essayerait de nous convaincre, par une simple affirmation, de la présence d'un ange ou d'un lion imaginaires. C'est que toutes les impressions que nous ressentons, visuelles, auditives, tactiles, sont là pour nous avertir que ni l'ange, ni le lion n'existent. Dans le sommeil normal ou provoqué, il n'en est plus ainsi. Tous les sens sommeillent, un voile s'est étendu sur les souvenirs. Le cerveau n'a plus à sa disposition les éléments qui, durant la veille, lui permettent de rectifier chaque idée et de réduire à sa juste valeur chaque sensation. Dès lors, il est livré tout entier, sans défense, si j'ose dire, à la seule impression que le hasard ou la volonté de l'expérimentateur font arriver jusqu'à lui.

Mais le temps presse, et je dois sans plus tarder vous parler des suggestions qui, provoquées pendant le sommeil hypnotique, persistent après le réveil.

B) *Suggestions provoquées pendant le sommeil hypnotique et persistant après le réveil.* — Ces faits ont vivement attiré l'attention des observateurs, dans ces derniers temps. Ils ont été surtout étudiés par M. Ch. Richet, à Paris, et à Nancy, par MM. Liébault, Bernheim et Beaunis.

Pour les comprendre, il faut tout d'abord savoir que les sujets hypnotisés ne conservent habituellement lorsqu'ils ont été réveillés, aucun souvenir de ce qui s'est passé pendant le sommeil. Si donc nous suggérons une hallucination ou une impulsion irrésistible à une hypnotique, cette hypnotique subira, après le réveil, cette hallucination ou cette impulsion sans se douter qu'elle est le jouet d'une suggestion provoquée durant le sommeil.

Il n'est pas une seule des suggestions précédemment passées en revue, qui ne puisse persister après le retour à l'état de veille. Pour prolonger ainsi la durée d'un phénomène suggéré et empêcher qu'il ne s'efface au moment où cesse l'hypnose, il suffit d'impressionner vivement le sujet et de lui ordonner avec une certaine autorité, par exemple, de voir tel objet après son réveil ou de se livrer à tel acte.

Passons en revue quelques-unes de ces suggestions de l'état de veille.

Voici un premier sujet. Nous l'avertissons qu'en s'éveillant il entendra une voix qui lui soufflera à l'oreille : « Tu as tué ton père. » A peine est-il revenu à l'état normal que sa physionomie exprime le malaise et l'impatience. « Qu'avez-vous, lui demandons-nous. » « Oh! c'est horrible! dit-il, cette voix qui me crie à l'oreille que j'ai tué mon père ». Il reste ainsi pendant un temps variable en proie à une vive anxiété, obsédé sans merci par son hallucination.

Nous avons convaincu cet autre, qu'à son réveil il verrait un chat rouge, là-bas dans le coin de la salle. Dès qu'il a recouvré ses sens, le sujet cause avec nous du langage le plus naturel, puis tout à coup son regard est attiré sur le point que nous lui avons désigné. Il semble plus étonné qu'effrayé : « Comme c'est drôle, dit-il, un chat! un chat tout rouge! »

Voici enfin une hypnotique à laquelle nous avons suggéré une hallucination d'un autre ordre. Nous lui présentons après son réveil un verre d'eau. Elle va le boire, mais à peine l'a-t-elle effleuré des lèvres : « Qui a fait cela, s'écrie-t-elle, c'est épouvantable, on a mis là-dedans du poison. »

Ces faits peuvent vous sembler étranges. Ils le paraîtront peut-être moins si vous songez qu'ils ont leurs analogues en pathologie mentale. Cette femme à laquelle une voix désobligeante crie sans cesse qu'elle a tué son père, ressemble étonnamment à ce que les aliénistes appellent une délirante persécutée; cette autre qui voit le chat rouge à une malade intoxiquée par l'alcool. Enfin la dernière qui ne peut boire sans se croire empoisonnée rappelle singulièrement certains aliénés dégénérés.

Passons à un autre ordre de suggestions. On peut provoquer pendant le sommeil des *paralysies* d'un ou plusieurs membres qui persistent après le réveil. Ces paralysies que je vous indique simplement, sont intéressantes parce qu'elles ressemblent de tous points, comme l'a montré M. Charcot, à certaines paralysies dites psychiques, qui se développent spontanément chez les hystériques.

Les faits les plus intéressants sont ceux qui ont trait aux

impulsions irrésistibles. Qu'on puisse suggérer à un sujet endormi de commettre un vol à son réveil, de frapper telle personne, de mettre le feu à telle maison, la chose n'est pas douteuse. Et il n'est pas plus malaisé de provoquer un acte innocent ou criminel que de suggérer une paralysie ou une hallucination. Pour vous le démontrer, je pourrais vous citer bien des exemples, mais l'heure s'avance, je n'en rapporterai qu'un seul. Un magistrat distingué, qui n'avait pas ouï parler sans quelque scepticisme, des impulsions suggérées, m'avait prié de lui montrer quelques-uns de ces faits. Je le mis en présence d'une jeune et vigoureuse hystérique, à laquelle, après bien d'autres suggestions, je commandai d'aller à son réveil frapper du poing le magistrat présent. Le sommeil dissipé, cette jeune fille ne tarda pas à exprimer par ses gestes et le jeu de sa physionomie, qu'elle était en proie à un vif malaise. Puis s'adressant à moi à voix basse : « Je crois que je suis un peu folle, me dit-elle..., ce Monsieur est pourtant très bien... Non ! non ! ce serait grossier de ma part !... Tant pis, c'est plus fort que moi ! » Et à peine avait-elle prononcé ces derniers mots, que, déjouant ma surveillance, elle se précipitait sur le magistrat, et, avant que j'aie eu le temps de parer le coup, lui assénait sur le bras gauche... un argument un peu trop convaincant.

Certes on pourrait s'étonner en voyant des sujets, d'ailleurs en possession de toute leur intelligence et de toute leur raison, obéir d'une façon passive et automatique à une impulsion suggérée. Mais ces faits cesseront de nous surprendre si nous considérons qu'ils ont, comme les hallucinations, leur pendant dans la pathologie mentale. Ces impulsions au vol, à l'homicide, à l'incendie, que nous pouvons faire naître artificiellement, sont les mêmes qui se développent spontanément chez certains dégénérés. Les kleptomanes, les monomanes homicides, les pyromanes ressemblent en effet, sous bien des rapports, à nos hypnotiques impulsifs. Ce n'est point sans doute expliquer un phénomène, que de montrer ses analogies avec d'autres ; cela suffit du moins pour se convaincre que si nous ne nous étonnons plus des uns, il n'y a pas lieu davantage de nous étonner des autres.

IV

Suggestion et Criminalité

Je crois vous avoir démontré la réalité des impulsions irrésistibles suggérées. Nier ces impulsions serait aujourd'hui puéril. Mais est-il légitime de s'en effrayer? Puisque l'hypnotisme, a-t-on dit, fournit à l'expérimentateur le moyen de suggérer des actes à son gré, le criminel ne va-t-il pas en tirer profit et l'hypnotisé ne deviendra-t-il pas entre ses mains, un instrument d'autant plus dangereux qu'il est passif et inconscient? Cette thèse a été brillamment soutenue, il y a quelques mois, par un jurisconsulte distingué, M. Liégeois, de Nancy. Eh bien, je suis pour ma part convaincu, que de semblables craintes sont fort heureusement illusoires ou au moins exagérées, et que dans la vie réelle, les choses ne sauraient se passer comme dans le laboratoire.

Permettez-moi d'abord une première remarque. Si l'analyse scientifique des phénomènes de l'hypnotisme date d'hier, les phénomènes eux-mêmes sont depuis longtemps connus. Les charlatans n'ont pas attendu pour en tirer parti, qu'on ait classé méthodiquement les trois états; aussi serait-il singulier que les criminels ne se fussent pas déjà servi de l'hypnotisme, s'il leur était réellement avantageux de s'en servir. Or, sauf dans deux ou trois cas spéciaux, que je ne puis relater dans cette conférence, je ne sache pas que l'hypnotisme ait été jusqu'à ce jour en honneur parmi les clients habituels de la cour d'assises.

Je pense qu'il en sera de même à l'avenir et voici mes raisons :

D'abord, il n'est pas toujours possible de suggérer à une hypnotisée un acte contre lequel ses goûts ou sa conscience se révoltent : Il y a, chez quelques hypnotisées au moins, une certaine puissance de résistance aux ordres donnés. J'ai voulu hier, me faire consentir une donation par une hystérique très facilement suggestionnable cependant, celle-là même dont je vous parlais, il y a un instant, et à laquelle j'avais intimé l'ordre de frapper le magistrat; je n'ai pu arriver à mon but, malgré mon insistance. M. Pitres a remarqué que certaines malades, chez lesquelles on veut déterminer une suggestion désagréable, refusent de se laisser éveiller jusqu'à ce qu'on les ait soustraites à l'influence de cette suggestion.

Si j'ajoute que même avec les sujets dociles et facilement maniables, on n'arrive d'ordinaire à coup sûr à ses fins qu'après les avoir plusieurs fois endormis, vous reconnaîtrez avec moi que les criminels ne seraient pas sans rencontrer quelques difficultés et sans éprouver des déconvenues avec la nouvelle manière d'opérer.

J'admets d'ailleurs pour un instant, qu'il soit possible d'hypnotiser tous les sujets, et qu'il soit facile de les suggestionner à son gré; même dans cette hypothèse, je crois que Messieurs les assassins et les voleurs n'auraient dans l'hypnotisme qu'une pauvre ressource et, si j'avais à leur donner un avis, je leur conseillerais de continuer à opérer directement eux-mêmes, dans l'intérêt de leur sécurité.

Je suppose, en effet, qu'un criminel ait suggéré à une hypnotisée de commettre un assassinat et que cet assassinat ait été consommé. Ne sera-t-il pas facile d'établir que celle qui a frappé n'est pas la vraie coupable? Lorsqu'un crime est commis par un aliéné impulsif, il est bien rare qu'il ne soit pas possible de démontrer la nature maladive du mobile. De même ici les circonstances du meurtre, les conditions dans lesquelles il aura été commis ne permettront guère d'hésiter à admettre la réalité d'une impulsion morbide ; il sera bien vite prouvé médicalement que cette impulsion a été une impulsion suggérée. Sera-t-il dès lors bien malaisé de découvrir le suggestionneur? Ne trouvera-t-on pas celui à qui le crime a profité? Et sera-t-il si difficile d'établir que le coupable supposé s'est livré sur la criminelle de fait à des pratiques hypnotiques.

Un autre exemple. Je me suis servi hier de la suggestion pour commettre à votre intention, un vol de 300 francs. Voici en effet un billet à ordre payable au 15 mars prochain, qui m'a été souscrit par une hypnotisée après son réveil. Or croyez-vous que je sois bien tranquille avec le produit de mon larcin. Certes, le billet est en bonne et due forme. Mais pensez-vous qu'à l'échéance ma débitrice supposée le payera sans objection? Elle ne sait pas, il est vrai, qu'en souscrivant le billet, elle a obéi à une suggestion, mais elle sait bien qu'elle ne me doit pas les 300 francs. Ne protestera-t-elle pas le 15 mars? Or, supposez qu'une enquête ait lieu, comment établirai-je la légitimité de ma créance? Ne sera-t-il pas facile au contraire de démontrer que j'ai endormi hier la malade et que je l'ai suggestionnée?

Je n'ai pas, Messieurs, la prétention de soutenir et de prouver que dans aucun cas la suggestion ne puisse servir des intentions coupables. A mon sens la lumière n'est pas encore complètement faite sur ce point, et la Société de médecine légale poursuit, à l'heure actuelle, à la Salpêtrière, des expériences destinées à éclairer la question. Je tenais seulement à vous démontrer que les faits nouvellement acquis à la science sont heureusement moins féconds en conséquences fâcheuses qu'on n'avait pu le craindre à première vue.

V

La suggestion dans le traitement de certaines affections nerveuses. — Ses dangers

Puisqu'il est facile de suggérer à une hypnotisée qu'elle éprouve telle douleur ou qu'elle est paralysée de tel membre, il était naturel de penser qu'on pourrait inversement profiter de la suggestion pour dissiper certaines douleurs ou certaines paralysies.

L'expérience a, sur ce point, légitimé les prévisions. Le rôle de la suggestion dans le traitement des maladies n'est d'ailleurs pas chose nouvelle. On connaît de longue date l'influence de l'imagination sur l'amélioration comme sur l'aggravation de certains symptômes. Bien des troubles nerveux, des malaises, des douleurs guérissent par l'usage d'un médicament, dont la recette est donnée à la quatrième page d'un journal. Le plus souvent le médicament est par lui-même parfaitement inefficace. Mais il a suffi de croire à son effet pour obtenir cet effet.

J'ai par devers moi une observation de cet ordre assez curieuse, que je vous demande la permission de vous citer. Il s'agit d'une malade que j'ai naguère observée et soignée à l'hôpital de la Charité, avec un médecin distingué dont le nom est ici bien connu et particulièrement sympathique, j'ai nommé mon maître et ami le Dr Landouzy, professeur agrégé à la Faculté de Paris. Cette malade était depuis plusieurs mois immobilisée au lit par une paralysie des deux membres inférieurs. Divers traitements prescrits n'avaient amené aucun résultat. Nous nous décidâmes alors à frapper vivement l'imagination de cette femme. Nous lui fîmes remettre quatre pilules, pompeusement dénommées pilules fulminantes. C'était de simples pilules de mie de pain. Nous recommandâmes à la malade de prendre une demi-pilule seulement, l'assurant qu'il s'agissait d'une substance très toxique, d'une énergie peu commune. A la visite du lendemain matin, la malade était debout, marchant sans difficulté dans la salle. Elle avait, nous dit-elle, horriblement souffert pendant la nuit, car, résolue à s'empoisonner, elle avait, malgré notre recommandation, absorbé non pas une demie, mais quatre pilules. « Cela lui avait donné des coliques affreuses ». Elle n'en était pas morte; bien au contraire, ses jambes s'étaient déliées tout à coup.

A toutes les époques on a vu, dans des circonstances diverses, se produire des guérisons miraculeuses. Dans la première moitié du siècle dernier, il s'en fit un grand nombre sur le tombeau du diacre Paris. Je mets sous vos yeux une belle planche, extraite du remarquable ouvrage de Carré de Mongeron, qui représente une hystérique atteinte d'une contracture du pied. Sur cet autre dessin, vous revoyez la même malade, qui montre aux spectateurs étonnés le pied revenu à l'état normal, grâce à la bienheureuse influence du diacre.

De nos jours, de semblables miracles se réalisent de temps en temps dans certaines églises ou grottes sanctifiées. Voici une religieuse atteinte d'une contracture de l'avant-bras droit. Cette contracture avait été guérie une première fois à la Salpêtrière par les procédés employés d'ordinaire en pareil cas.

Au bout de plusieurs mois, il y avait eu récidive. Cette fois, les efforts médicaux étaient restés stériles ou du moins n'avaient pas été couronnés d'un succès assez prompt, au gré de la malade. La religieuse se rendit à Lourdes, et quelques bains dans la piscine suffirent à la guérir.

Voilà ce que peut l'imagination. Vous concevez qu'en mettant à profit la suggestion hypnotique, on obtiendra encore plus aisément des guérisons analogues à celles dont je viens de vous parler. MM. Liébault, Bernheim, bien d'autres encore en ont rapporté des exemples. Je n'ai pas besoin d'ajouter que si l'on peut ainsi guérir de simples troubles nerveux ne se rattachant pas à des lésions sérieuses du cerveau ou de la moelle, l'imagination ou la suggestion seraient tout à fait impuissantes contre les désordres dépendant de pareilles lésions.

Le rôle de la suggestion hypnotique en matière de traitement est donc nécessairement limité. On ne doit d'ailleurs en user qu'avec une certaine prudence. Si l'hypnotisme, entre les mains d'un médecin exercé, ne peut avoir d'inconvénient sérieux, il n'en saurait être de même entre les mains des charlatans ou des gens du monde. Et je ne saurais trop m'élever ici contre l'habitude, qui semble se répandre dans certains milieux, de jouer du sommeil provoqué, comme d'une pratique anodine et inoffensive.

Je voudrais vous convaincre que l'hypnotisme a ses dangers. Quelques exemples y suffiront, je pense.

Récemment, un jeune collégien de Chaumont était amené à la consultation de M. le professeur Charcot. Il était atteint d'accidents hystériques graves. Or, ces accidents s'étaient développés sous l'influence de pratiques hypnotiques. A la suite du passage à Chaumont d'un magnétiseur de profession, les élèves du collège s'étaient amusés à s'endormir les uns les autres ; et plusieurs d'entr'eux, parmi lesquels le jeune malade dont je vous parle, avaient été pris de troubles nerveux.

C'est qu'en effet chez les individus prédisposés, l'hypnotisme peut provoquer l'éclosion d'une névrose, qui, sans son intervention, aurait pu rester à l'état latent. La lettre suivante adressée par le professeur Lombroso au docteur Gilles de la Tourette est à cet égard très instructive :

« A Turin, écrit le professeur Lombroso, à la suite d'une représentation où il fut hypnotisé par le sieur Dhont (il s'agit d'un magnétiseur qui court la France, sous le nom de Donato), un officier d'artillerie est devenu presque fou ; il présente à chaque instant, des accès d'hypnotisme spontané à la vue du moindre objet brillant : une lanterne de voiture, par exemple, qu'il suit comme fasciné. Un soir, si le capitaine de sa batterie ne l'avait retenu, il se faisait écraser par une voiture dont les lanternes étaient allumées et qui arrivait sur lui. Une violente crise d'hystérie suivit cette dernière scène et le malheureux fut obligé de prendre le lit. J'ai vu un ancien hystérique et un ancien somnambule redevenir malades après deux séances d'hypnotisation. Deux étudiants en mathématiques s'hypnotisèrent spontanément en regardant leur compas ; il leur devint impossible de dessiner. Un employé des chemins de fer fut pris de convulsions et de folie furieuse et n'est pas encore guéri. Deux officiers, déjà hypnotisés, ne pouvaient résister aux injonctions que leur faisait Donato de se montrer en public. Un jeune homme de dix-sept ans, fort honorable jusque-là, devint d'une moralité plus que douteuse et se livra vis-à-vis de Donato lui-même à un absurde chantage. Il resta trois nuits sans sommeil et devint presque imbécile. A Milan et à Turin, beaucoup de spectateurs se sont trouvés mal ou ont eu, après la représentation, des maux de tête et des insomnies persistantes ; plusieurs se sont endormis spontanément dans la salle. Tous les médecins de Turin, MM. Bozzolo, Silva et moi-même, ajoute le professeur, avons noté une réelle aggravation dans les maladies nerveuses dont étaient atteints quelques-uns de nos clients qui avaient été hypnotisés ou avaient seulement assisté aux représentations. »

Je touche, Messieurs, au terme de cette conférence. Laissez-moi vous remercier de votre attention bienveillante, et m'excuser de l'avoir retenue si longtemps. J'ai tenu, non à traiter sans doute, mais à effleurer les multiples questions que soulève l'étude de l'hypnotisme. J'aurais atteint mon but si j'étais arrivé à vous convaincre que l'étude des phénomènes du sommeil provoqué exige, plus qu'aucune autre, la rigueur dans l'analyse, la prudence et la réserve dans l'affirmation ; qu'aucun des faits connus jusqu'à ce jour, n'est de nature à nous étonner ; que ceux-là même qui semblent merveilleux, comme les hallucinations ou les impulsions suggérées, trouvent leurs analogues soit dans le rêve, soit dans la symptomatologie de la folie. Je voudrais aussi vous avoir rassuré sur les périls, un peu imaginaires à mon sens, que la connaissance des faits de suggestion semblerait appelée à faire courir à la société. Mais en revanche, je serais désireux de vous savoir persuadés que les pratiques de l'hypnotisme peuvent avoir pour les individus qui les subissent, des inconvénients sérieux et qu'elles constituent, lorsqu'elles ne sont pas réglées par une direction médicale clairvoyante, des pratiques aussi dangereuses qu'immorales.

Ces idées ont été nettement exprimées par M. le Professeur Charcot, dans une phrase qu'il prononçait naguère, et que je vous demande la permission de vous citer. Je ne saurais donner une meilleure conclusion à cette conférence : « Il faudrait, disait M. Charcot, que tous ces faits (les faits relatifs à l'hypnotisme), fussent assez connus, leur explication physiologique assez répandue dans le public, pour bien convaincre tout le monde qu'il n'y a rien là de surnaturel, mais seulement une série de phénomènes nerveux dont l'étude incombe aux médecins et n'appartient qu'à eux seuls ; alors les magnétiseurs cesseraient de faire recette. »

Reims. — Imprimerie MATOT-BRAINE, 6, rue du Cadran-Saint-Pierre

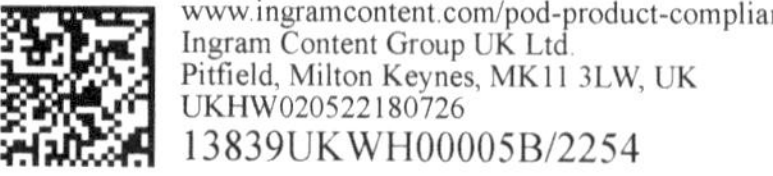
www.ingramcontent.com/pod-product-compliance
Ingram Content Group UK Ltd.
Pitfield, Milton Keynes, MK11 3LW, UK
UKHW020522180726
13839UKWH00005B/2254

9 782329 434810